AF314541

SUR LES DANGERS

DE

L'EMPLOI DES SELS ARSENICAUX

EN AGRICULTURE

AU POINT DE VUE DE L'HYGIÈNE PUBLIQUE

PAR

Valentin ROS

DOCTEUR EN MÉDECINE

DOCTEUR EN PHARMACIE

PHARMACIEN DE 1re CLASSE

PRÉPARATEUR D'HYGIÈNE A LA FACULTÉ DE MÉDECINE DE MONTPELLIER

ASSISTANT DE LA CLINIQUE DES MALADIES DES VOIES URINAIRES DE L'HOPITAL GÉNÉRAL

DE MONTPELLIER

LAURÉAT DE L'ÉCOLE DE MÉDECINE ET DE PHARMACIE D'ALGER

LAURÉAT DE L'ÉCOLE SUPÉRIEURE DE PHARMACIE DE MONTPELLIER

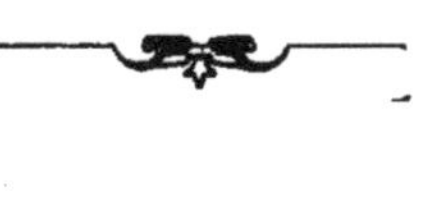

MONTPELLIER

IMPRIMERIE Gustave FIRMIN, MONTANE et SICARDI

Rue Ferdinand-Fabre et quai du Verdanson

1908

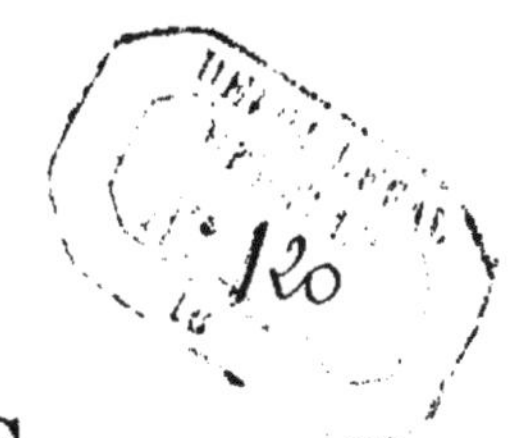

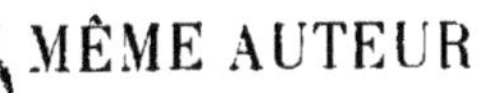

DU MÊME AUTEUR :

I. **Sur un cas peu fréquent de falsification du lait** (en collaboration avec M. le professeur H. Imbert et M. Cellier). — *Bulletin de Pharmacie du Sud-Est*, mai 1904.

II. **La qualité du lait à Montpellier** (1re étude, en collaboration avec M. le professeur H. Bertin-Sans). — *Montpellier Médical*, 11 mars et 1er avril 1906.

III. **La qualité du lait à Montpellier** (2e étude, en collaboration avec M. M. le professeur H. Bertin-Sans). — *Montpellier Médical*, décembre 1906.

IV. **La question du lait à Montpellier.** — Communication à la Société des Sciences médicales de Montpellier, mai 1907.

V. **L'emploi de l'arsenic en agriculture.** Nécessité d'une réglementation pour éviter des méprises (en collaboration avec M. le professeur H. Bertin-Sans). Hygiène générale et appliquée. Janvier 1907.

VI. **L'emploi de l'arsenic en agriculture.** Ses dangers. Etude expérimentale et critique (en collaboration avec M. le professeur H. Bertin-Sans). — *Revue d'Hygiène et de Police sanitaire*, t. XXIX, n° 3, mars 1907.

VII. **La question de la persistance de l'arsenic sur les vignes** et de son passage dans le vin (en collaboration avec M. le professeur H. Bertin-Sans). — *Revue d'Hygiène et de Police sanitaire*, avril 1908.

VIII. **Les eaux d'alimentation de la ville de Montpellier.** Etude de la source du Lez. Thèse de doctorat en pharmacie.

IX. **Etude des laits des dépôts de la ville de Montpellier** (en collaboration avec M. le docteur Gaujoux). Communication à la Société des Sciences médicales de Montpellier, juin 1908.

X. **La rétention d'urine dans la fièvre typhoïde chez l'enfant** (en collaboration avec M. le docteur Gaujoux). — *Annales de Médecine et Chirurgie infantile*, 15 juillet 1908.

XI. **Sur un procédé pratique de recherche de l'élimination du bleu de méthylène dans les urines troubles** (en collaboration avec M. le docteur Gaujoux). — *Annales de Médecine et Chirurgie infantile*, 1er juillet 1908.

XII. **Formule d'un lubrifiant de choix en chirurgie urinaire.** — En impression *in Annales de Guyon*.

A MES PARENTS

*Avec l'expression de toute ma
filiale affection.*

A MA FIANCÉE

A MON ONCLE

B. MORATO Y BUIGUÈS

VICE-CONSUL D'ESPAGNE A PHILIPPEVILLE

*En souvenir de son affectueuse
sollicitude.*

Je dédie ma thèse inaugurale.

V. ROS.

A MES MAITRES :

MONSIEUR H. BERTIN-SANS

PROFESSEUR D'HYGIÈNE A LA FACULTÉ DE MÉDECINE DE MONTPELLIER

MONSIEUR ARMAND IMBERT

PROFESSEUR DE PHYSIQUE A LA FACULTÉ DE MÉDECINE DE MONTPELLIER

MEMBRE CORRESPONDANT DE L'ACADÉMIE DE MÉDECINE

MONSIEUR E. JEANBRAU

PROFESSEUR AGRÉGÉ A LA FACULTÉ DE MÉDECINE DE MONTPELLIER

CHEF DU SERVICE DES MALADIES DES VOIES URINAIRES

Faible témoignage de ma très grande reconnaissance.

V. ROS.

A MON MAITRE ET AMI

MONSIEUR DERRIEN

PROFESSEUR AGRÉGÉ DE CHIMIE BIOLOGIQUE A LA FACULTÉ DE MÉDECINE DE MONTPELLIER

CHEF DU LABORATOIRE DE CHIMIE A L'HOPITAL SUBURBAIN

V. ROS

A MES MAITRES DE LA FACULTÉ DE MÉDECINE
DE MONTPELLIER

A MES MAITRES
DE L'ÉCOLE SUPÉRIEURE DE PHARMACIE
DE MONTPELLIER

A MES MAITRES
DE L'ÉCOLE DE MÉDECINE ET DE PHARMACIE
D'ALGER

V. ROS.

PRÉFACE

Arrivé au terme de nos études médicales, c'est pour nous un devoir bien agréable à remplir que celui de remercier tous les maîtres dont la bienfaisante sollicitude a constamment dirigé nos efforts et encouragé notre travail.

Notre première pensée va d'abord à notre maître M. le professeur Armand Imbert, dont la précieuse amitié nous a décidément orienté vers les études médicales. La reconnaissance que nous lui devons est trop grande pour que nous puissions l'exprimer ici ; nous n'oublierons jamais qu'il fut pour nous, en toutes circonstances, à la fois un maître et un ami. Nous lui devons aussi de nous avoir présenté à son collègue, M. le professeur Bertin-Sans, qui bientôt après nous appelait à occuper dans son laboratoire les fonctions de préparateur d'Hygiène, et dont les circonstances nous montrèrent bientôt toute l'affectueuse amitié. C'est à l'école de M. Bertin-Sans que nous avons pu mettre à profit et développer l'enseignement si rigoureusement scientifique que nous avions déjà acquis dans le laboratoire du professeur Henri Imbert, de l'École supérieure de Pharmacie de Montpellier.

A côté d'eux, et presque au même titre, nous garderons le souvenir de notre maître, M. le docteur Jeanbrau, chef du service des maladies des voies urinaires. Appelé auprès de lui comme assistant, nous avons pu maintes fois apprécier ses qualités de cœur et d'esprit. C'est à lui que nous devons une large part de notre éducation professionnelle, et nous n'aurons garde de l'oublier.

Notre fidèle reconnaissance nous fait encore associer aux noms de tous ces maîtres dont la réputation scientifique fait autorité, celui de M. J. Bourdon, pharmacien à Philippeville, qui fut pour nous le maître de la première heure. Ses qualités professionnelles n'ont d'égales que sa modestie, et nous ne saurions oublier toute l'affectueuse amitié avec laquelle il a suivi les progrès de nos diverses études.

Il nous reste un pieux devoir à remplir, celui de rappeler au début même de notre thèse inaugurale, le souvenir de notre grand-père vénéré Barthélemy Morato, si affectueux et si bon pour ses petits-enfants. Dès le début, il sut stimuler notre travail et encourager toujours nos efforts par ses conseils précieux. Avec le souvenir, nous lui conserverons une éternelle reconnaissance.

Enfin, avant de terminer, je suis heureux d'adresser à mes camarades et cousin MM. les docteurs E. Gaujoux, M. Jourdan, A. Hédembaïg, Ch. Jourdan, R. Abry, V. Ros (Chico) l'expression de ma profonde sympathie et de mon affection sincère.

SUR LES DANGERS

DE

L'EMPLOI DES SELS ARSENICAUX

EN AGRICULTURE

AU POINT DE VUE DE L'HYGIÈNE PUBLIQUE

INTRODUCTION

L'emploi de solutions ou de bouillies arsenicales se généralise de plus en plus dans le Midi de la France et en Algérie. Cette généralisation intéresse la santé publique en raison des divers dangers qu'elle comporte.

Ce sont d'abord les erreurs qui peuvent se produire dans l'utilisation des sels d'arsenic par suite de la négligence ou de l'incurie des propriétaires détenteurs de ces sels, ou d'ouvriers auxquels ils auraient été confiés. C'est ensuite la facilité avec laquelle on peut aujourd'hui se procurer de l'arsenic en vue de manœuvres criminelles ; ce sont encore les manipulations de solutions ou de bouillies toxiques par les ouvriers agricoles chargés d'en effectuer la préparation ou la dissémination. C'est enfin cette dissémination sur le sol et surtout sur des fruits et des plantes que nous pourrons consommer sous des états divers. ou qui pourront intoxiquer plus ou moins profondément des animaux susceptibles de constituer une part plus ou moins importante de notre alimentation.

C'est partant de ces idées purement théoriques que. dès la fin juin 1906, nous avons entrepris sous la direction de notre maître. M. le professeur Berlin-Sans, toute une série de recherches qui constituent le fond même de notre thèse.

Le plan que nous avons suivi est exactement le suivant :

Dans un premier chapitre nous résumons brièvement l'historique de la question et nous rappelons dans quelles conditions s'est établi l'emploi des sels arsenicaux en agriculture.

Cette étude n'a de raison d'être que mise en parallèle avec les accidents classiques de l'arsenicisme, que nous exposons brièvement dans notre chapitre II.

La suite de notre travail est consacrée à l'étude des dangers que comporte en pratique l'utilisation de sels ou de produits arsenicaux en agriculture.

Une conclusion s'impose : celle d'établir non pas la prohibition, mais la réglementation de la vente et de l'emploi de ces composés à base d'arsenic.

CHAPITRE PREMIER

L'historique de la question de l'emploi des arsenicaux en agriculture a été déjà parfaitement présenté dans le rapport de M. Riche au Conseil d'hygiène publique et de salubrité du département de la Seine (1906), et par M. R. Marès, dans une série d'articles parus dans la *Revue de viticulture* (n°s 707-708-709-710). Nous nous bornerons à la rappeler brièvement.

L'utilisation des composés arsenicaux pour la destruction des insectes en agriculture, n'est point nouvelle. Depuis plus de soixante ans, on a recours à cette méthode dans les Etats-Unis d'Amérique, en Californie et au Canada. Déjà, en 1860, dans ces pays on se préoccupa d'arrêter l'invasion des plantations de pommes de terre par le Doryphora, en ayant recours à une bouillie formée d'arsénite de cuivre. En 1872, Riley préconisait, dans ces mêmes pays, les bouillies arsenicales. Par suite des résultats heureux obtenus, cette pratique prit une grande extension, et en 1903 les Etats-Unis employaient annuellement 1.500 à 2.000 tonnes de vert de Paris, ou vert de Schweinfurt. (acéto-arsénite de cuivre) pour les besoins de l'arboriculture, sans compter le pourpre de Londres, l'acide arsénieux ou l'arséniate de soude combinés à la chaux ou au plomb.

Cette méthode est appliquée depuis une trentaine d'années avec succès dans les comtés de Kent et de Worcerstershire, en Angleterre, pour détruire la chematobie et divers insectes qui ravagent les vergers. Elle a été préconisée en France, par MM. Grosjean et Gaillot, en 1888 et en 1895. Depuis ce moment elle a été pratiquée dans les départements du Nord, du Pas-de-Calais et de l'Aisne, pour combattre les ravages commis par le sylphe opaque sur les champs de betteraves. C'est en 1896 que, sur les conseils de M. Trabut et de M. Roger Marès, on l'essaya en Algérie pour préserver les vignes des dégâts causés par les altises ; elle s'y est rapidement vulgarisée et a bientôt gagné le Midi de la France.

Les avantages de l'emploi de l'arsenic en agriculture sont donc incontestables. D'autre part, les résultats d'une expérience déjà longue, du moins en Amérique et en Angleterre, semblent montrer tout d'abord que les dangers de la méthode en elle-même ne sont pas aussi grands que l'on pourrait se le figurer ; les accidents que l'on a eu à enregistrer paraissent avoir été, jusqu'ici, assez peu nombreux.

Mais tous ne nous sont pas certainement connus, beaucoup peuvent être passés inaperçus, ou ne pas avoir été rapportés à leur véritable cause. En principe, les dangers de l'utilisation agricole de l'arsenic sont d'ailleurs très divers, et leur importance peut varier dans de larges limites suivant une foule de circonstances ; il y a donc lieu d'en faire une étude détaillée, en tenant plus particulièrement compte des conditions qui se trouvent actuellement réalisées chez nous, c'est-à-dire de l'emploi des composés arsenicaux pour le traitement de la vigne.

Ce traitement s'effectue avec des composés divers de l'arsenic ; on a le plus généralement recours à des solu-

tions d'arsénites et d'arséniates alcalins, et surtout aux
bouillies cupro-arsenicales, ou encore, depuis quelque
temps, à des bouillies à l'arséniate de plomb, qui possède-
raient, paraît-il, une efficacité plus grande pour la destruction des insectes.

Ces bouillies et ces solutions sont préparées chez le pro-
priétaire à l'aide d'acide arsénieux ou d'arséniates, qu'il
se procure, sans la moindre difficulté, chez un pharmacien ou chez un droguiste. La préparation en est con-
fiée à des ouvriers agricoles ; elle se fait le plus souvent
au moment de l'utilisation ; c'est même là, pour les bouillies, une condition de leur activité. Les solutions ou bouillies arsenicales sont, d'ordinaire, répandues sur les vignes à l'aide de pulvérisateurs à dos d'homme. Les traitements commencent dès le début de la végétation ; il
suffit, le plus souvent, de trois traitements par récolte
pour préserver les raisins de tout dégât. La quantité de
solution ou de bouillie utilisée chaque fois varie, suivant
l'époque et le développement des feuilles, de 2 hectolitres
et demi à 7 hectolitres environ par hectare. Les solutions ou les bouillies contenant en moyenne 100 grammes
d'acide arsénieux par hectolitre, on peut évaluer approxi-
mativement à 1.500 grammes la quantité d'acide arsénieux répandue sur un hectare par trois traitements successifs.

Cette utilisation des produits arsenicaux est sans doute
en opposition formelle avec les termes prévus à l'ordonnance royale du 29 octobre 1846, qui régit aujourd'hui
encore la vente des substances vénéneuses, et qui in-
terdit, par son article 10, « la vente et l'emploi de l'arsenic et de ses composés pour le chaulage des grains,
l'embaumement des corps et la destruction des insectes ». Mais devant les ravages causés par les insectes am-

pélophages et l'efficacité du traitement arsenical pour les combattre, il s'est établi, dans ces derniers temps, une tolérance qui, tous les jours, devient plus large et qui a même déjà reçu, pour l'Algérie, la consécration officielle d'une circulaire ministérielle : « Il convient, est-il dit, en effet, dans cette circulaire en date du 21 décembre 1899, de faire l'application de l'ordonnance du 29 octobre 1846 avec la plus grande circonspection, et sans heurter les intérêts commerciaux des détenteurs de substances employées pour la destruction des parasites de la vigne. »

Actuellement, dans nos régions, on vend couramment des produits arsenicaux à tout venant, par petites aussi bien que par grandes quantités, et ce, sans la moindre formalité. C'est par tonnes que ces produits sont répandus, au printemps, sur les vignes de nos départements viticoles. A Montpellier, un droguiste en a livré, dans le cours de l'année 1906, à lui seul, plus de deux mille kilos pour cet usage. Les propriétaires détenteurs de ces sels ne sont astreints à aucune suveillance, à aucune précaution. Cette situation est grosse de dangers pour la santé publique, et elle a attiré, à juste titre, l'attention des hygiènistes.

Dès le 13 juin 1906, le Conseil départemental d'hygiène de l'Hérault, saisi par M. le Préfet Marraud de la question relative à l'emploi de l'arsenic pour la destruction des insectes nuisibles à l'agriculture, s'est ému du danger de cet emploi. Dès cette époque et à la suite d'un rapport présenté par M. le professeur Bertin-Sans, il a demandé, pour obvier plus particulièrement aux méprises, que tous les composés arsenicaux vendus aux agriculteurs fussent dénaturés à l'aide d'une substance colorante. Dans sa séance du 9 novembre 1906, le Conseil d'hygiène publique et de salubrité de la Seine, après avoir entendu l'intéressant rapport de M. le professeur Riche, a cru devoir émettre un vœu analogue pour répondre aux mêmes préoccupations. Déjà, en 1899, M. le professeur Trabut attirait l'attention sur les dangers que présentait la circulation dans la région d'Alger, de quantités considérables d'acide arsénieux. Ayant été le premier à signaler en Algérie l'efficacité des sels arsenicaux dans la lutte contre les insectes ampélophages, et effrayé à juste titre par les imprudences qu'il voyait commettre, M. Trabut signala le danger à M. le Gouverneur général en demandant une réglementation. Dans une lettre qu'il nous adressa le 10 mars 1908, M. Trabut s'exprime ainsi : « D'une manière générale, les traitements sont sans dangers, mais incontestablement les manipulations peuvent provoquer des accidents graves et mettre à la disposition de tout le monde l'agent toxique si redoutable qu'est l'arsenic. Dès le début je réclamai leur réglementation. Elle est même édictée ici, mais on ne s'occupe pas des infractions, qui restent impunies. »

La question des traitements arsenicaux a été discutée au sein même de l'Académie de Médecine, qui lui a consacré une partie de ses séances des 4, 11 et 18 février 1908. Cette importante discussion a été parfaitement résumée dans un article paru dans le *Progrès agricole et viticole* et dû à M. L. Degrully, le distingué professeur de l'Ecole nationale d'agriculture de Montpellier. Il ressort de cette discussion que M. le professeur Cazeneuve est partisan de l'interdiction radicale de l'emploi des arsenicaux comme insecticides. M. le professeur Riche est partisan de la prohibition des composés arsenicaux solubles, mais autorise l'emploi des bouillies arsenicales insolubles, moyennant une réglementation sévère.

M. le professeur A. Gautier est partisan de l'interdic-

tion radicale de l'emploi agricole et viticole des arsenicaux solubles (arsénite et arséniate de soude) et de l'arséniate de plomb. Il est partisan de la réglementation sévère de l'emploi du vert de Schweinfurth (acéto-arsénite
de cuivre). Avec notre maître, M. le professeur H. Bertin-
Sans, nous pensons que la cause principale de ces diver-
gences résulte de l'importance relative accordée par chacun aux divers dangers qui peuvent être la conséquence
des pratiques actuelles. Alors que les uns placent en première ligne le danger des méprises avec celui des manipulations par les ouvriers des produits toxiques et con-
sidèrent comme illusoire le danger provenant de la persistance des composés arsenicaux sur les raisins pourvu
que le traitement ait été effectué avant la floraison, M.
Cazeneuve, au contraire, redoute surtout la persistance
de l'arsenic sur les raisins et son passage dans le vin avec
la vendange ; les méprises passent, dit-il, au second plan
de ses préoccupations. De là la diversité des solutions
proposées ; l'interdiction de tout traitement arsenical
étant, en l'absence d'autre mesure efficace, parfaitement
justifiée dans l'intérêt commun si l'arsenic passe norma-
lement dans le vin, comme le prétend M. Cazeneuve, tandis
qu'il n'en est plus de même si ce passage n'est pas à
redouter, les autres dangers de l'utilisation viticole de
l'arsenic pouvant être, sinon complètement supprimés, du
moins réduits dans une très forte proportion par des mesures (choix des produits autorisés, réglementation de
leur vente et de leur emploi), qui ne présentent pas, au
point de vue social, les mêmes inconvénients que la prohibition absolue.

Il y a donc intérêt à passer successivement en revue les
divers dangers que nous avons énumérés dans notre introduction, en étudiant leur réalité, leur gravité, et en

indiquant, dans chaque cas, les mesures qui nous parai
traient aptes à y rémédier, ainsi que le degré d'efficacité
de ces mesures ; en possession de ces données, il sera plus
facile de se prononcer sur le point de savoir s'il y a lieu
de réclamer l'application rigoureuse de l'ordonnance de
1846, ou si l'on peut se contenter de réglementer, par la
prescription de mesures proposées, la vente et l'emploi
des composés arsenicaux en agriculture. Nous ferons pré-
céder ce chapitre d'une étude sur l'arsenicisme.

CHAPITRE II

Si l'étude des effets nuisibles de l'arsenic ne présente vraiment rien de spécial quand il s'agit des produits toxiques riches en arsenic utilisés en agriculture et en œnologie, il nous a pourtant paru indispensable de rappeler, au début même de ce travail, le plus sérieux des dangers de l'arsenicisme professionnel ou accidentel.

Par cela même, et en rappelant simplement à ce sujet toutes les études antérieures, nous montrerons véritablement la valeur pratique de notre étude.

Sans doute, l'arsenic métallique est presque complètement dénué de toxicité ; mais l'acide arsénieux, son produit d'oxydation, est hautement toxique, ainsi que les sels que fournit cet acide (arsénites et arséniates).

Sans vouloir discuter le coefficient individuel ou général de toxicité qu'offre l'arsenic suivant l'état antérieur du sujet, son âge, son sexe, enfin suivant la voie de pénétration intra-organique du poison; sans parler du rôle que peut encore ici jouer l'accoutumance, rappelons avant tout que l'arsenic chez l'homme peut être cause d'*empoisonnements mortels*. Qu'il y ait crime ou suicide, ou simple accident, le résultat de l'absorption d'une dose importante d'arsenic peut causer la mort. Girbal (1) et La-

____

(1) Acad. des Sc., 1852.

chèze (1) admettent, pour l'acide arsénieux, qu'il est mortel à partir de 5 centigrammes. En fait, la dose mortelle est très variable suivant les individus, suivant qu'il y a ou qu'il n'y a pas de vomissements ; elle est en moyenne de 10 à 15 centigrammes.

a) *Empoisonnement aigu.* — Si la dose d'arsenic ingéré est considérable, on voit apparaître, dans certains cas, des douleurs épigastriques très vives, en même temps que les signes classiques d'une gastro-entérite plus ou moins grave, pouvant aller jusqu'à simuler même une attaque de choléra asiatique ; les battements du cœur se précipitent, la respiration devient anxieuse, dyspnéique, la peau se couvre de sueurs, la face se cyanose, les urines diminuent et le malade ne tarde pas à succomber.

Dans d'autres cas, l'empoisonnement aigu par l'arsenic se manifeste surtout par des maux de tête, des vertiges, de l'hyperesthésie et des convulsions.

Dans toutes ces conditions, on observe d'ailleurs une hémolyse considérable avec forte diminution du nombre des globules qui peuvent tomber à 920.000 seulement par centimètre cube (2).

Les observations de cet ordre sont d'ailleurs nombreuses et classiques ; nous n'aurons garde d'y insister.

b) *Empoisonnement chronique.* — Mais souvent et sans pour cela déterminer la mort, l'arsenic peut être introduit dans l'organisme à dose toxique et produire de ce fait toute une série d'accidents d'intoxication véritablement

---

(1) Ann. d'Hyg. et de Méd. lég., 1834.
(2) Courtois Suffit et Lévy Siruque. Hygiène industrielle *in* Traité d'Hygiène de Brouardel, Chantemesse et Mosny.

subaiguë et chronique, qu'il nous faut maintenant envisager. Ils diffèrent sensiblement suivant qu'elle est due à l'inhalation, à l'ingestion vraie ou à l'absorption cutanée simple de produits toxiques. On observe, en effet, tantôt des manifestations générales, tantôt de simples troubles locaux.

Les symptômes de l'intoxication chronique à *manifestations générales* consistent d'abord en troubles nerveux : céphalée, vertiges, anorexie, parfois même, mais très rarement, paralysies (portant surtout sur les muscles extenseurs et s'accompagnant d'abolition totale des réflexes). Quelques troubles psychiques, en particulier un léger état de confusion mentale, viennent parfois compléter le tableau clinique.

D'autres fois, l'arsénicisme chronique se révèle surtout par un coryza, de la trachéobronchite, signes d'irritation des muqueuses respiratoires ; de la gingivite, des nausées, des vomissements, de la diarrhée, des troubles digestifs plus ou moins intenses.

Parfois, enfin, c'est sur la peau que l'on observe les plus importantes modifications organiques. Les observations classiques ne manquent pas de rapporter du purpura, de la mélanodermie, des sueurs à odeur alliacée, des troubles trophiques des ongles, de la kératose, des érythèmes, des éruptions papuleuses ortiées à forme de zona, des œdèmes.

Il semble, sans doute, que dans la plupart des cas, ces divers troubles cutanés relèvent plutôt de l'*action locale* du toxique. Mais on les note aussi d'une façon indubitable dans quelques observations d'intoxication générale chronique sans manipulation de toxique.

Au point de vue local, l'action irritative et caustique

des sels ou produits arsenicaux doit être reconnue incontestable.

Les manifestations les plus importantes, à part celles déjà citées, nous semblent être des lésions ulcéro-pustuleuses. « Elles peuvent être strictement localisées au point de contact de la substance nocive ou, quoique dues à l'action locale, se présenter à distance ; il en est ainsi des lésions de la face, du dos du pied, des organes génitaux chez l'homme ; il faut alors incriminer le transport du toxique par les mains ou les vêtements. » (1)

Au niveau des doigts, les ulcérations produites ne sont pas rares. Les tanneurs, les mégissiers les désignent d'ailleurs sous un nom très spécial : le *rossignol* ou le *choléra des doigts*.

La conjonctivite, la rhinite, ont été aussi observées chez certains ouvriers, soit pour avoir broyé de l'arsenic (Royer), soit pour avoir gratté des murs peints au vert de Schweinfurth (Rollet, Basedow).

____

(1) Courtois, Suffit et Lévi Siruque, *loc. cit.*

CHAPITRE III

ÉTUDE DES DANGERS QUE COMPORTE L'UTILISATION DES SELS ARSENICAUX EN AGRICULTURE

I. — Méprises.

Le danger des méprises est incontestable La fameuse affaire des vins empoisonnés d'Hyères, en 1887, suffirait à elle seule à en démontrer à la fois la réalité et l'importance. On se rappelle que de l'acide arsénieux destiné au traitement de vignes dévastées par le phylloxéra, ayant été imprudemment abandonné dans une remise à côté de sacs de plâtre, fut utilisé par mégarde pour plâtrer du vin, et provoqua des accidents plus ou moins graves chez plus de quatre cents personnes.

Nous avons eu l'occasion, au mois de juin 1906, de constater une méprise analogue. M. Roos, directeur de la Station œnologique de l'Hérault, nous ayant confié un échantillon d'un vin qui avait provoqué des accidents d'intoxication, nous y avons recherché l'arsenic par la méthode de Bertrand (1).

______

(1) *Annales de Chimie et de Physique*, 1903, 7ᵉ série. T. XXIX, p. 242.

150 centimètres cubes de vin nous ont donné un anneau d'arsenic métallique du poids de 6 milligr. 6, ce qui correspondrait à 58 milligrammes d'acide arsénieux par litre. Renseignements pris, on avait confondu de l'arséniate de soude avec du carbonate, et on s'en était servi pour laver la futaille dans laquelle avait été logé le vin.

Riche, dans son rapport au Conseil d'hygiène publique et de salubrité de la Seine, sur l'emploi de l'arsenic pour la destruction des insectes nuisibles en agriculture (1), cite un cas du même genre.

On nous a signalé qu'un ouvrier nègre se serait intoxiqué en Algérie, en buvant dans une comporte une solution arsénicale qu'il aurait prise pour de l'eau.

Le journal *Le Zéramna*, de Philippeville, en date du 6 avril 1907, donne une observation intéressante dans le cas qui nous occupe, et que nous reproduisons in-extenso :

Cas multiples d'empoisonnement

« Lundi de Pâques, la famille D..., de Philippeville, se rendait à Damrémont, chez M. B. M..., pour y passer la journée.

» Le soir, un dîner d'une vingtaine de couverts réunissait les convives, et chacun, muni d'un excellent appétit, se mit en devoir de faire honneur au menu.

» Mais bientôt, plusieurs personnes furent prises d'éblouissements et durent quitter la table, suivies, peu après, par tous les convives.

-----

(1) Comptes rendus des séances du Conseil d'Hygiène publique et de salubrité du département de la Seine. Séance du 9 novembre 1906.

» Les familles D... et M... présentèrent bientôt de graves symptômes d'empoisonnement, que l'on attribua tout d'abord à la charcuterie, bien qu'elle ne vînt pas d'Amérique.

» Mais des convives qui n'avaient pas goûté à cette dernière étant également pris de violents maux d'estomac, on s'aperçut que le vin seul avait pu causer cet empoisonnement général.

» Des soins empressés furent prodigués à tous les malades qui purent regagner leur domicile où la plupart durent s'aliter.

» Le lendemain, un échantillon de vin fut prélevé et analysé par les soins de M. Fenech, pharmacien. Il se trouva contenir des traces d'arsenic, poison extrêmement violent, qui aurait pu être cause de malheurs irréparables s'il se fût trouvé en plus grande quantité. »

Et cette note se terminait par cette réflexion plaisante :
« Nous espérons que nos sympathiques concitoyens, maintenant remis de leur malaise, pourront bientôt, dans de nouvelles agapes, trinquer à leur guérison avec du jus de vin véritable, sans crainte de l'arsenic qu'il faut décidément abandonner aux chacals. »

Il est évident qu'il s'agit là encore d'une méprise dans le genre de celle que nous signalons plus haut.

M. le professeur Trabut nous signale, dans sa lettre du 13 mars 1908, le fait suivant : « Ces jours derniers, une famille de colons a été reconnue atteinte d'intoxication chronique. Le vin est fortement arseniqué. On pense que le dit colon a logé son vin dans un fût ayant contenu de l'arséniate de soude, qui lui servait à faire sa bouillie arsenicale. »

M. le professeur Brault, d'Alger, nous a donné aussi l'observation très intéressante que voici :

« Dernièrement, dans mon service et à la consultation, j'ai eu l'occasion d'observer la kératodermie arsenicale typique dans une seule famille. Trois hommes ont été atteints ; par contre, une jeune fille qui ne buvait que de l'eau est restée indemne.

» Les malades en question présentaient non seulement des kératodermies arsenicales, avec *cors* arsenicaux typiques, mais encore de l'hyperhidrose et des troubles névritiques variés (douleurs très fortes, chaleur, fourmillements dans les membres, amyotrophies, diminution des réflexes, etc.)

» Un des malades est resté couché plusieurs mois ; actuellement, véritable infirme, il est encore très faible et marche péniblement ; un autre est arrêté à chaque instant dans son travail par des douleurs très vives dans les membres inférieurs. Les urines du malade atteint, qui a été hospitalisé, ont donné encore de forts anneaux d'arsenic à l'appareil de Marsh, un mois après son entrée à l'hôpital. En outre, le vin qu'il buvait a été analysé et ce dernier contenait de telles proportions d'arsenic que le tube de l'appareil de Marsh est devenu complètement noir et que de l'hydrogène arsénié s'échappait au cours de l'opération et pouvait être recueilli sur une soucoupe.

» Je dois ajouter qu'en dehors de l'absorption du vin, deux des malades les plus atteints, se livraient à des manipulations arsenicales, en particulier pour la lutte contre les altises. »

Dans une seconde lettre qu'il m'adressait, M. le professeur Brault nous donne les résultats de l'analyse quantitative du vin que buvait couramment, à raison de un litre et demi par jour, le malade hospitalisé dont les urines contenaient de l'arsenic. « Dans ce vin, on a trouvé 12 milligrammes 4 d'arsenic par litre. »

Nous n'hésitons pas, au sujet de cette intéressante observation, à classer ces phénomènes d'intoxication dans le chapitre des méprises. Ainsi que nous le verrons plus loin, dans des vins normaux provenant même de vignes ayant subi des traitements arsenicaux, nous n'avons jamais trouvé de quantités d'arsenic aussi importantes. Les vins les plus riches en arsenic n'en contiennent que 0 mgr. 04.

D'autre part, M. le professeur Ardin-Delteil a observé dans son service une série d'intoxications par l'arsenic. Dans une lettre adressée, le 15 mars 1908, à M. le professeur Bertin-Sans, M. Ardin-Delteil s'exprime ainsi :

« Ce ne sont point les méthodes agricoles qu'il faut incriminer, il n'y a pas eu d'arséniatage. Dans le cas actuel, il n'y a que deux hypothèses : la vengeance ou une méprise dans la livraison et l'emploi de certains produits. »

Nous pourrions encore citer d'autres faits du même ordre et dont la cause, restée indéterminée, pourrait bien être mise sur le compte d'erreurs dans l'emploi de composés arsenicaux. Tel celui signalé au mois de juin 1905, par le docteur Carlo Formenti (1), de Milan, où le vin incriminé renfermait 135 milligr. d'anhydride arsénieux par litre ; tels aussi, peut-être, les deux cas d'intoxication mortelle survenus en décembre 1906, à Coursan (Aude), à la suite d'ingestion d'un vin qui n'a pu être soumis à l'analyse.

Etant donné que les détenteurs de quantités importantes de produits arsenicaux deviennent tous les jours plus nombreux, il est à craindre que les accidents soient bientôt assez fréquents.

---

(1) Revue internation. des falsifications, mai-juin 1906.

Quoi qu'il en soit, il ne nous paraît pas douteux que dans l'état actuel des choses, le danger des méprises doit être considéré comme un des plus grands, voire même le plus grand parmi ceux que comporte l'utilisation agricole de l'arsenic.

Ce danger est la conséquence de la facilité avec laquelle on peut confondre l'acide arsénieux et certains arsénites ou arséniates avec diverses poudres ou divers cristaux plus ou mons blanchâtres, utilisés dans l'industrie vinicole (plâtre, carbonate de soude, acide tartrique, etc.), ou encore certaines solutions arsenicales avec de l'eau.

Ces confusions seraient pour ainsi dire impossibles, si les produits arsenicaux livrés aux agriculteurs étaient toujours additionnés d'un colorant intense, soluble dans l'eau, qui donnerait aux produits eux-mêmes et à leurs solutions une teinte, bleu d'azur par exemple, ne se rapprochant, ni à la lumière naturelle, ni à la lumière artificielle, de celle du vin, des matières alimentaires ou des substances qui peuvent être introduites volontairement et d'une façon plus ou moins directe dans le vin.

Il faudrait donc, pour éviter dans une large mesure, sinon pour supprimer complètement le danger qui nous occupe, obliger d'abord tous ceux qui vendront des produits arsenicaux pour la destruction des insectes à dénaturer au préalable ces produits par une matière colorante convenablement choisie.

Cette dénaturation est prescrite en Algérie par une circulaire du gouverneur général en date du 13 juillet 1904. Cette circulaire prescrit la dénaturation par une matière colorante ou de préférence par un produit exhalant une forte odeur et recommande à cet égard l'asa fœtida. Elle a déjà été réclamée en France, sur un rapport de M. le professeur H. Bertin-Sans, par le Conseil départemental d'hygiène de l'Hérault, le 13 juin 1906, et quelques mois après, le 9 novembre, sur le rapport du professeur Riche, par le Conseil d'hygiène et de salubrité publique de la Seine.

Mais il ne suffirait pas d'imposer cette dénaturation au vendeur. Il faudrait, si l'on voulait qu'elle fût généralement pratiquée, que l'acheteur eût intérêt à l'exiger ; il faudrait pour cela qu'il en fût responsable au même titre que le vendeur, c'est-à dire qu'elle lui fût imposée sous les mêmes peines. En Algérie, où l'obligation existe pour le vendeur seulement, on livre couramment encore pour la viticulture des composés arsenicaux non dénaturés.

Enfin, il serait bon qu'en dehors de la période des traitements, c'est-à-dire, comme nous le verrons tout à l'heure, depuis l'époque de la floraison de la vigne jusqu'à celle de l'éclosion des premiers bourgeons, les propriétaires viticulteurs fussent astreints, au même titre que les commerçants, les fabricants, les manufacturiers et les pharmaciens (art. 11 de l'ordonnance de 1846), à conserver les produits toxiques non utilisés dans un endroit sûr et fermé à clé. Et il faudrait que, sur la porte de la salle, de l'armoire ou du coffre dans lesquels ces produits seraient enfermés, fût placée d'une façon bien évidente une étiquette rouge et noire avec le mot « Poison » et une tête de mort. Une étiquette semblable devrait, bien entendu, être toujours apposée par les vendeurs sur les enveloppes ou récipients dans lesquels ils livreraient les produits arsenicaux.

Il serait d'ailleurs possible, grâce à des visites effectuées inopinément de temps à autre chez quelques propriétaires choisis au hasard, de vérifier s'ils ont tenu compte des obligations qui leur auraient été imposées, et d'arriver ainsi, par la crainte du contrôle, à en assurer l'exécution chez la plupart de ceux qui, par négligence ou par mauvaise volonté, pourraient avoir tendance à s'y soustraire. Ces visites sont déjà prescrites par l'article 14 de l'ordonnance royale du 29 octobre 1846 pour les officines de pharmaciens, les boutiques et magasins des commerçants et manufacturiers vendant ou employant des substances vénéneuses ; il suffirait de les étendre aux exploitations viticoles et de les pratiquer dans les conditions prescrites par l'article que nous venons de citer et par l'article 2 du décret du 8 juillet 1850.

II. — Manœuvres criminelles

Nous ne saurions insister ici sur le danger provenant de la facilité avec laquelle on peut aujourd'hui, par suite de l'utilisation de l'arsenic en agriculture, se procurer ce toxique en vue de manœuvres criminelles. Sans doute, cette facilité pourra, dans certains cas, favoriser le crime. Mais les faits de cet ordre seront forcément restreints. Aucun n'a encore été porté à notre connaissance. Le danger qu'ils représentent est minime ; on ne saurait l'opposer aux intérêts agricoles en jeu, d'autant qu'il peut être notablement réduit par la dénaturation des produits arsenicaux livrés aux agriculteurs.

III. — Manipulation des produits arsenicaux

Les manipulations des produits arsenicaux qu'ont à effectuer les ouvriers agricoles, consistent essentiellement, nous l'avons vu, dans la préparation de solutions ou de bouillies arsenicales et dans leur pulvérisation. Un seul ouvrier manipule en moyenne, dans sa journée, 2 à 3 hectolitres d'une solution contenant 1 p. 1.000 d'acide arsénieux.

Ces manipulations exposent les ouvriers aux diverses lésions qui peuvent résulter de l'action des poussières arsenicales sur la peau ou les muqueuses et aux phénomènes d'intoxication qui peuvent être la conséquence de l'ingestion et de l'inhalation de composés arsenicaux ou plombiques. Le temps pendant lequel les ouvriers sont exposés est d'ailleurs relativement court, la période des traitements n'ayant qu'une assez faible durée.

Quoique les ouvriers prennent en général bien peu de précautions pour éviter ces dangers, les accidents provoqués chez eux par l'arsenic paraissent avoir été jusqu'ici assez rares et assez peu importants. M. Ferrouillat, directeur de l'Ecole Nationale d'agriculture de Montpellier, consulté par M. Riche, a répondu n'avoir jamais entendu dire qu'en Amérique, en Algérie ou dans le nord de la France, on ait eu à enregistrer des cas de ce genre. « Depuis dix ans, écrit M. le professeur Trabut, d'Alger, que la bouillie arsenicale est en usage, je n'ai pas entendu parler d'accidents graves, tout au plus quelques éruptions chez les ouvriers. » (1)

Pour nous permettre d'apprécier d'une manière plus précise les dangers réels encourus par les ouvriers agricoles dans la manipulation des bouillies arsenicales, nous avons procédé à une série d'expériences dont les résultats

---

(1) Rapport de M. Riche *in* Comptes-rendus des séances du Conseil d'Hygiène publique et de salubrité du département de la Seine (séance du 9 novembre 1906).

sont très intéressants (1). Toutes ces déterminations ont été faites à l'aide d'un appareil de Marsh modifié par Bertrand.

1re EXPÉRIENCE. — *Inhalation par l'ouvrier du produit toxique.* — Le 18 juin 1908, dans le domaine de M. J. Rouché, à Fontcaude, pendant qu'un ouvrier effectuait la pulvérisation d'une solution d'arséniate de soude, selon la formule E. Marès :

    Arséniate de soude anhydre...... 500 gr.
    Chaux grasse blutée............. 225 gr.
    Eau . . .. 100 litres

nous avons fait barbotter l'air ambiant dans un flacon laveur que nous tenions sur la poitrine de l'ouvrier et au niveau de sa bouche. Ce flacon laveur, qui contenait 200 cc. environ d'eau distillée, était muni, d'une part, d'un petit entonnoir dont l'évasement mesurait 4 cent. 5 de diamètre. D'autre part, il était relié à l'aide d'un tube en caoutchouc au masque de l'appareil à anesthésie de MM. Soubeyran et Demelle. A l'aide de ce masque appliqué sur la face, nous produisions des inspirations et des expirations rythmées tout en suivant l'ouvrier dans ses évolutions. La durée de cette opération a été de 1 heure. Nous devons ajouter que le temps était calme.

Nous avons soumis à l'analyse, par la méthode de

------

(1) Nous prions M. J. Rouché d'agréer nos sincères remerciements pour l'amabilité avec laquelle il a mis à notre disposition son personnel et ses vignes du domaine de Fontcaude, pour nous permettre d'effectuer nos expériences.

Marsh, l'eau que renfermait le flacon laveur. Pour entraîner l'arsenic qui aurait pu être retenu sur la paroi interne de l'entonnoir et dans le tube à aspiration, nous les avons lavés à l'eau distillée et celle-ci a été ajoutée à la première.

Nous n'avons obtenu que des traces infinitésimales d'arsenic.

2e EXPÉRIENCE. — *Absorption par la bouche du produit toxique.* — Pendant qu'un ouvrier pulvérisait, à l'aide d'un pulvérisateur Vermorel, une solution arsenicale, constituée par 130 grammes d'arséniate de soude anhydre et 100 litres d'eau, nous l'avons prié de se gargariser à l'eau distillée et à plusieurs reprises afin de lui faire laver la bouche. Le liquide rejeté par l'ouvrier était recueilli dans une bouteille spécialement lavée pour cet usage.

Le premier lavage de la bouche a été effectué une heure après le début du travail. L'ouvrier poursuivant son travail, nous lui avons fait faire cinq autres lavages dans l'espace de 1 heure.

Le résultat de l'analyse de l'eau de lavage de la bouche a été négatif ; l'appareil de Marsh n'a même pas décelé de traces d'arsenic.

3e EXPÉRIENCE. — *Quantité d'arsenic déposée sur la face d'un ouvrier préposé à la pulvérisation de solutions ou de bouillies arsenicales.*

Ier CAS. — *Pulvérisation d'une solution renfermant 130 grammes d'arséniate de soude anhydre dans 100 litres d'eau.* — Après deux heures de travail, par un temps calme, nous avons prié l'ouvrier de se laver la face dans une cuvette spécialement lavée et contenant 1 litre d'eau distillée. Au préalable, l'ouvrier s'était lavé les mains à plusieurs reprises, avec du savon, ainsi qu'on le pratique en chirurgie.

Cette eau, soumise à l'analyse, nous a donné un anneau d'arsenic évalué, à l'aide de notre échelle de comparaison (1), à 0 mgr. 05.

IIe Cas. — *Pulvérisation d'une solution constituée par 500 grammes d'arséniate de soude anhydre, 225 grammes de chaux grasse blutée et 100 litres d'eau. (Formule E. Marès.)*

Le lavage de la face a été effectué dans les mêmes règles ci-dessus, après une heure de travail. A l'analyse, nous avons obtenu un anneau d'arsenic que nous avons évalué à 0 milligr. 25.

4e EXPÉRIENCE. — *Quantité d'arsenic souillant les mains d'un ouvrier après pulvérisation de solutions ou bouillies arsenicales de différents titres.*

Ier Cas. — *Pulvérisation d'une solution constituée par 130 grammes d'arséniate de soude et 100 litres d'eau.*

Le lavage des mains a été effectué après deux heures

---

(1) Nous avons établi notre échelle de comparaison en introduisant dans notre appareil de Marsh modifié, des quantités déterminées d'une solution d'acide arsénieux, ainsi que l'indique G. Bertrand dans son article déjà cité. Cette échelle se compose d'une série de 10 tubes représentant successivement : 1^{mg}, 0^{mg}.5, 0^{mg}.25, 0^{mg}.1, 0^{mg}.05, 0^{mg}.025, 0^{mg}.01, 0^{mg}.005, 0^{mg}.0025, 0^{mg}.001 d'arsenic.

de travail dans une cuvette spécialement lavée et renfermant un litre d'eau distillée.

L'analyse nous a donné un anneau évalué à 0 milligr. 7.

IIe Cas. — *Pulvérisation d'une solution arsenicale selon la formule E. Marès* (indiquée ci-dessus). — Le lavage des mains a été effectué au bout d'une heure de travail, dans les mêmes conditions précitées.

A l'analyse, nous avons obtenu un anneau pondérable, du poids de 1 milligr. 2.

Il ressort de nos expériences que le danger résultant de *l'inhalation* ou de *l'absorption* par la voie buccale du produit toxique pulvérisé, est illusoire. Il n'en est pas de même si l'on envisage la quantité d'arsenic répandue sur la face ou sur les mains des ouvriers préposés à ces pulvérisations de solutions ou de bouillies arsenicales. Il y a d'abord à envisager les effets locaux qui pourraient se produire, ainsi que nous l'indiquons dans notre chapitre sur l'arsénicisme ; d'autre part, il faut encore compter sur la négligence de l'ouvrier qui peut manipuler les aliments destinés à sa nourriture avant de se laver les mains, qui peut encore porter sa main à la bouche pour des raisons diverses. Enfin, la peau peut présenter des fissures permettant ainsi au poison de pénétrer plus facilement dans l'organisme.

Malgré la réalité de ces prévisions, il semble qu'on puisse réduire les chances d'accidents en invitant les ouvriers à prendre des précautions analogues à celles déjà édictées en 1861 pour l'emploi des couleurs vertes à base arsenicale. Il faudrait à ce sujet rédiger des instructions précises, qui pourraient, comme l'a demandé le Conseil d'hygiène publique et de salubrité de la Seine, être placées dans le paquet contenant le composé arsenical et qui devraient également, nous semble-t-il, être affichées dans les locaux où s'effectue la préparation des solutions ou des bouillies et dans ceux où sont déposés les instruments utilisés pour la dissémination des uns et des autres.

Il faut remarquer toutefois que si ces précautions peuvent, à la rigueur, être regardées comme suffisantes en ce qui concerne les sels d'arsenic, elles ne sauraient, d'après Armand Gautier, être considérées comme telles pour les composés plombiques ; l'arséniate de plomb serait plus dangereux que les autres dérivés de l'arsenic actuellement utilisés pour la destruction des insectes, à cause de la propriété bien connue qu'a le plomb de s'accumuler dans l'organisme. L'arséniate de plomb est employé depuis trop peu de temps et par trop petites quantités encore en Algérie et dans le midi de la France, les conditions et les résultats de son utilisation en Amérique sont trop mal connus, pour que l'on puisse conclure, comme nous l'avons fait pour l'arsenic, de la rareté et du peu de gravité des accidents au peu d'étendue et au peu d'importance du danger. Il serait donc plus prudent, en l'absence d'autres renseignements, d'interdire l'usage des bouillies arsenicales au plomb. C'est du moins à cette manière de voir que s'est arrêté le Conseil d'hygiène de la Seine.

IV. — Souillure du sol.

On a prétendu qu'à la longue les solutions et les bouillies arsenicales répandues sur les vignobles rendraient le sol de ces vignobles stériles, et l'on s'est même demandé si l'arsenic entraîné par les pluies ne pourrait souiller la nappe souterraine. Il nous paraît difficile d'établir d'ores et déjà, d'une façon certaine, si ces craintes sont absolument vaines ; mais les faits actuellement connus paraissent démontrer qu'elles sont tout au moins très exagérées.

Au point de vue du passage de l'arsenic dans la nappe souterraine qui intéresse plus directement l'hygiène, il faut, en effet, remarquer que si des accidents de ce genre ont pu se produire à Nancy, à Lyon, à Bâle, etc., ils ont été toujours observés dans le voisinage assez immédiat de fabriques qui déversaient constamment en un même point de notables quantités d'eaux résiduelles relativement riches en produits arsenicaux. Les travaux de Garnier et de Schlagdenhauffen (1) ont montré, d'autre part, que de l'arsenic introduit, même sous forme soluble, dans les couches superficielles d'un sol argilo-calcaire ferrugineux, se transformait si rapidement en dérivé insoluble dans l'eau froide, que l'eau de pluie ne pouvait en entraîner que tout à fait exceptionnellement des traces à 0 m. 90 de profondeur.

Depuis longtemps d'ailleurs on utilise largement, pour fumer les terrains cultivés, des phosphates et des superphosphates qui renferment des doses élevées d'arsenic. Le quantités d'acide arsénieux qui seraient ainsi annuellement introduites dans le sol équivaudraient, d'après Hugounenq (2), à une centaine de grammes par hectare et par an. On n'a jamais, que nous le sachions du moins, observé de souillure d'eau de puits ou de source à la suite de ces pratiques. Le traitement des vignes par les composés arsenicaux pourra sans doute répandre sur le sol des quantités plus importantes d'arsenic qui viendront encore

---

(1) *Annales d'hygiène publique et de médecine legale*, 1887, 3ᵉ série, t. XVII, p. 28.

(2) *Traité des poisons*, 1891, p. 143 (note).

s'ajouter aux précédentes ; nous avons évalué à 1.500 grammes par hectare la quantité d'acide arsénieux apportée par trois traitements successifs, mais tout ne reste pas à l'endroit même où on le projette, une portion est entraînée par le vent et par le ruissellement des eaux de pluie, emportée avec les feuilles, etc. ; de plus, les traitements n'ont pas lieu tous les ans sur les mêmes points, et le pouvoir absorbant du sol est, croyons-nous, suffisant pour protéger durant de bien longues années encore les nappes souterraines contre l'arrivée d'une quantité d'arsenic capable d'en modifier d'une façon appréciable ou nocive la composition.

V. — Arsenic sur les raisins et dans le vin.

Etant donné qu'un même individu peut consommer des quantités notables de raisins et de vin, qu'il boit en général le même vin pendant plusieurs mois et quelquefois pendant plus d'une année, on conçoit qu'il y ait lieu de se préoccuper de la présence sur les raisins et dans le vin d'arsenic en quantité même très minime et de beaucoup inférieure à la dose toxique.

Nous avons recherché l'arsenic par la méthode de Bertrand dans des raisins cueillis le 23 juillet dans une vigne traitée du 10 au 12 juin par une solution contenant 130 grammes d'arséniate de soude par hectolitre. Ces raisins n'avaient pas encore atteint leur maturité complète ; 145 grammes ne renfermaient que des quantités d'arsenic inférieures à 0 milligr. 001.

Nous ne connaissons pas d'autres analyses du même genre. Il n'en est pas de même pour le vin ; la recherche de l'arsenic y a été d'abord pratiquée par divers expérimentateurs dans des conditions où la présence de ce toxique ne pouvait guère être attribuée au traitement des vignes par des solutions ou des bouillies arsenicales.

C'est ainsi, par exemple, que Gautier et Clausmann (1) en ont trouvé en 1904, dans un cas 0 mg 0089, dans l'autre 0 mg 0027 par litre, pour des vins provenant de régions où le traitement arsenical n'était pas encore usité à cette époque.

C. S. Ash d'une part, Gibbs et James de l'autre, en ont fréquemment trouvé dans du vin de Californie où l'utilisation des composés arsenicaux pour la destruction des insectes dans les vignes est tout à fait exceptionnelle. Gibbs et James (2) ont constaté que sur 215 échantillons de vin rouge, 25 contenaient des doses assez appréciables d'arsenic ; sur ces 25 échantillons, 20 étaient constitués par du vin normal ne renfermant point d'autre substance étrangère et dans l'un de ces 20 échantillons, la proportion d'arsenic atteignait 0 mg. 05 par litre. Ash (3) en a même trouvé dans un cas jusqu'à 0 mg. 16 par litre.

Il résulte de ces recherches que le vin normal peut, en dehors de tout traitement arsenical des vignes, contenir fréquemment de petites quantités d'arsenic. Cet arsenic pourrait provenir, d'après Gibbs et James, du sol où les vignes ont été cultivées, d'acide sulfurique employé pour le nettoyage des cuves ou des barriques, de certains clarificateurs, des tuyaux de pompe et des filtres dans les-

---

(1) Comptes rendus, t. CXXXIX, p. 101.
(2) *The Journal of the American chemical Society*, t. XXVII, n° 12, décembre 1905.
(3) *Ibid.*

quels on aurait fait passer le vin, de plomb abandonné
dans les bouteilles, etc.

Le vin peut même contenir des composés arsenicaux
en proportion plus grande encore, et parfois suffisante
pour le rendre très toxique, lorsqu'on a utilisé pour sa
fabrication des substances diverses plus ou moins riches
en arsenic. On connaît les empoisonnements survenus en
1900 à Manchester et dans d'autres villes anglaises à la
suite d'ingestion de bières fabriquées avec un mélange
de sucre interverti et de glucose, préparé lui-même à l'aide
d'acide sulfurique arsenical. Roger Marès (1) signale le
cas d'un colon algérien qui s'est intoxiqué avec son pro-
pre vin parce qu'il avait acidifié ses moûts à la cuve avec
de l'acide sulfurique du commerce. L'emploi de bisulfite
pour empêcher ou ralentir la fermentation peut également
introduire, quoique en proportion en général bien moindre, de l'arsenic dans le vin.

La seule constatation de la présence d'arsenic dans le
vin d'une vigne ayant subi un traitement arsenical ne
permet donc pas de conclure d'une façon certaine que cet
arsenic provient du traitement. C'est là un fait dont il
est essentiel de tenir compte pour interpréter les résultats
positifs des recherches effectuées à ce sujet.

Celles-ci ne sont pas très nombreuses encore. Roger
Marès (2) n'a pas trouvé trace d'arsenic dans le vin
d'une vigne traitée un mois avant les vendanges par une
bouillie cupro-arsenicale. Il est vrai que Marès n'indique
point la méthode qu'il a employée pour la recherche de

---

(1) *Revue de viticulture*, t. XXV, p. 428, avril-mai 1906.
(2) *Revue de viticulture*, t. XXV, p. 428, avril-mai 1906.

l'arsenic et que l'on ne peut par suite être fixé sur sa sensibilité.

Imbert et Gély (1) ont, au contraire, trouvé par la méthode de Gautier près de 0 mg. 03 d'arsenic par litre dans des vignes traitées par des solutions arsenicales à 150 grammes d'arsénite de potasse par hectolitre.

Nous avons nous-même analysé par la méthode de Bertrand 3 échantillons de vin rouge et 1 échantillon de vin rosé provenant de vignes ayant subi le traitement arsenical. Tous les quatre renfermaient de l'arsenic. Nous en avons évalué la quantité à l'aide d'une échelle de comparaison ; elle était environ par litre de 0 mg. 002 pour l'échantillon 1, de 0 mg. 001 pour l'échantillon 2, de 0 mg. 03 pour l'échantillon 3 et de 0 mg. 04 pour l'échantillon 4, vin rosé. La vigne ayant fourni l'échantillon 1 avait été traitée dans les premiers jours de juin avec une solution de 130 grammes d'arséniate de soude par hectolitre. Les échantillons 2 et 3 provenaient de vignes traitées par des bouillies cupro-arsenicales préparées à l'aide d'arséniate de soude à raison de 150 grammes d'arséniate par hectolitre pour la première, et de 200 grammes pour la seconde ; elles avaient été traitées, la première dès le début de juin, la deuxième vers fin mai. Le vin rosé échantillon 4, avait été fourni par une vigne traitée fin mars et fin avril avec une solution d'arséniate de soude à 150 grammes par hectolitre.

Un litre de lie de premier soutirage de l'échantillon 2 a fourni 340 grammes de résidu sec et a donné un anneau d'arsenic de 0 mg. 2. De la lie de deuxième soutirage de l'échantillon 1 nous a donné par litre un résidu sec de 130 grammes et un anneau d'arsenic de 0 mg. 04. A volume égal ces lies étaient donc, la première surtout, plus ri-

____

(1) *Revue internationale des falsifications*, mai-juin 1906.

ches en arsenic que les vins correspondants ; leur précipitation et leur élimination doivent donc contribuer à diminuer la proportion d'arsenic contenue dans le vin.

D'après les renseignements fournis par les propriétaires, aucun des vins examinés ne contenait de bisulfite.

Il nous a été possible de comparer, au point de vue de la teneur en arsenic, l'échantillon numéro 1, fourni en 1906 par des vignes traitées à l'arsenic, avec un échantillon de vin récolté sur la même propriété, l'année précédente, alors que le traitement arsenical n'avait encore jamais été appliqué sur ce domaine. Les deux vins avaient été obtenus dans les mêmes conditions. L'échantillon de 1905 avait seulement séjourné pendant six mois en bouteille. Il renfermait moins de 0 mg. 001 d'arsenic par litre ; celui de 1906 en contenait, nous l'avons vu, environ 0 mg. 002. La différence doit sans doute être mise ici sur le compte du traitement. Il serait toutefois nécessaire de multiplier les comparaisons de ce genre, dans des conditions plus rigoureuses encore, pour arriver à une conclusion certaine.

M. J. Ventre, préparateur au laboratoire de recherches et de technologie de l'Ecole d'agriculture de Montpellier, et M. E. Dupont, chargé de conférences d'œnologie à la même Ecole, ont eu l'amabilité de nous communiquer quelques résultats inédits de leurs recherches sur l'arsenic dans le vin. Les chiffres de ces expérimentations peuvent parfaitement être comparés aux nôtres, étant donné que, de part et d'autre, nous avons employé la même méthode de recherche, indiquée par G. Bertrand. Voici quels sont leurs résultats :

Vin rouge Ecole.......... 0^{mg} 005 d'arsenic.
Vin blanc Ecole .... 0^{mg} 008   —

— 44 —

Ce sont deux vins naturels, provenant de vignes non arséniatées et n'ayant subi aucun traitement, sauf le bisulfitage.

Vin blanc A.............. $0^{mg}04$ d'arsenic.
Vin rouge A. 1906. ...... $0^{mg}02$ —
— A. 1907........ $0^{mg}01$ —

Ces trois vins sont issus de vignes traitées à l'arséniate de plomb. Le dernier vin provient de raisins ramassés après les grandes pluies.

Vin rouge B. 1907......... $0^{mg}04$ d'arsenic.
— B. 1907 (cuve différente). $0^{mg}04$ —

Ces deux vins sont issus de vignes ayant subi trois traitements à 500 grammes d'arséniate de chaux (formule E. Marès).

Vin rouge C. 1907......... $0^{mg}05$ d'arsenic.
— C. 1907 (cuve différente). $0^{mg}04$ —

Ces vins sont issus de vignes ayant reçu trois traitements arsenicaux avant floraison (la formule des solutions arsenicales ayant été utilisée dans ces traitements ne nous a pas été donnée).

Vin rouge D. 1907......... $0^{mg}02$ d'arsenic.
— D. 1907 (cuve différente). $0^{mg}025$ —

Ces vins sont issus de vignes ayant reçu trois traitements arsenicaux (formule E. Marès).

Ainsi qu'on peut le constater, les chiffres de MM. Ventre et Dupont se rapprochent sensiblement des nôtres.

Il semble donc bien résulter de la plupart des analyses que nous venons de rapporter que, contrairement à l'opinion de R. Marès, l'arsenic répandu sur les vignobles peut se retrouver dans le vin ; la quantité en est seulement très minime dans les conditions courantes d'emploi de l'arsenic ; il faudrait environ 9 litres de l'échantillon le plus riche en arsenic pour contenir la même dose d'acide arsénieux qu'une goutte de liqueur de Fowler.

Pour atténuer encore le danger que présentent les traitements arsenicaux des vignes, au point de vue du passage de l'arsenic dans le vin, il nous reste à signaler un fait assez typique, que nous avons pu étudier.

Indépendamment des traitements arsenicaux, il a été préconisé, il y a quelques années, contre la pourriture grise, des pulvérisateurs d'une poudre à base de soufre, de sulfostéatite cuprique et de superphosphate (1). Cette poudre est pulvérisée plus spécialement sur les raisins quelque temps avant la vendange, c'est-à-dire un peu après la véraison.

Nul n'ignore que les superphosphates, par suite de leur préparation même, contiennent, à titre d'impureté, des quantités notables d'arsenic. Il nous a semblé que la pulvérisation de cette poudre sur les raisins, quelque temps avant la vendange, pouvait être une cause d'introduction d'arsenic dans le vin. Nous avons pu constater que nos prévisions étaient fondées. Grâce à l'obligeance de M. E. Combemale, que nous tenons à remercier, nous avons pu nous procurer un vin provenant d'une vigne soumise au traitement contre la pourriture grise. Le vin en question provient de la récolte 1906 ; le dernier poudrage a été fait

____

(1) *Essai de traitement contre la pourriture grise*. E. Combemale. Progrès viticole, n° du 2 août 1903.

du 7 au 12 août, au moment de la véraison, et on a commencé les vendanges le 10 septembre. Le traitement a porté environ sur 25 hectares de vignes. Ces vignes n'ont pas *subi de traitement arsenical*. Quant au procédé de vinification, il a été le suivant : addition de 10 grammes de bisulfite de potasse par hecto, hors de la mise en cuve de la vendange ; deux à trois jours après, au repompage des moûts, addition nouvelle de 10 grammes de bisulfite par hecto ; au premier soutirage, addition de deux grammes de bisulfite par hecto. Cuvaison, de cinq à six jours, au plus.

Un litre de ce vin, soumis à l'analyse par la méthode de G. Bertrand, nous a donné un anneau d'arsenic évalué à 0 mg. 04.

Cette quantité est celle qui répond au vin le plus riche en arsenic, provenant d'une vigne arseniatée.

De plus, une part de cette teneur en arsenic dans les vins ne revient-elle pas aux différents produits œnologiques employés pendant la vinification ? Cela est incontestable, notamment pour l'emploi malhonnête de l'acide sulfurique commercial. Parmi les autres, licitement utilisés, beaucoup peuvent renfermer de l'arsenic à titre d'impureté. A ce propos, nous avons analysé un échantillon de bisulfite de potasse de 50 grammes, qui nous a donné un anneau d'arsenic évalué à 0 mg. 2.

Or, habituellement, on n'ajoute que 20 à 35 grammes de bisulfite ou de métabisulfite par hecto, au moment de la fermentation des moûts. Après la vendange, pour assurer une bonne conservation du vin, on en ajoute encore de 5 à 10 grammes par hecto. Au total, on peut estimer à 45 grammes au maximum la quantité de ce sel ajouté par hectolitre de vin. La quantité d'arsenic apportée de ce fait dans le vin est donc insignifiante.

L'arsenic peut encore, comme tendraient à le prouver les recherches de Stoklasa (1) sur des avoines et de Pot (2) sur l'orge, être extrait du sol par les racines et pénétrer dans les raisins ; mais les quantités ainsi introduites sont certainement négligeables, et il faut surtout, sinon uniquement, incriminer l'arsenic déposé directement sur les grains et les grappes au moment des pulvérisations, ou encore celui qui peut être ultérieurement apporté par les poussières.

De ces deux derniers modes d'introduction de l'arsenic dans le vin, c'est certainement le premier qui a le plus d'importance. Il est, comme le second du reste, d'autant moins à redouter que les traitements sont plus précoces. Si l'on remarque que les échantillons de vin examinés par nous provenaient pour la plupart de vignes assez tardivement traitées, on est bien en droit d'admettre que le danger d'introduction de l'arsenic dans le vin par le traitement arsenical des vignes serait absolument illusoire si les traitements étaient toujours terminés avant le début de la floraison. On n'aurait plus à craindre dans ces conditions que l'arsenic déposé sur les grappes ou apporté par les poussières ; encore la quantité en serait-elle forcément très affaiblie, à cause du peu de développement des grappes au moment du traitement et de la plus grande durée de la période pendant laquelle pourrait s'exercer l'entraînement par les eaux et la dispersion par les vents.

Il ne semble pas contestable, au contraire, qu'il puisse être dangereux de pulvériser les solutions ou les bouillies arsenicales dans les vignes à une époque rapprochée de la récolte.

---

(1) *Ann. agron.*, t. XXIII, p. 471.
(2) *Expl. sta. Record*, t. XIV, 346.

Il y aurait donc lieu, si l'on admettait l'emploi des préparations arsenicales pour la destruction des insectes dans les vignes, de l'autoriser sous la condition expresse que le traitement fût toujours effectué avant la floraison. C'est d'ailleurs dans ce sens que se sont déjà prononcés le Conseil départemental d'hygiène de l'Hérault (séance du 13 juin 1906) et le Conseil d'hygiène publique et de salubrité de la Seine (séance du 9 novembre 1906). Une telle mesure ne porterait guère atteinte aux intérêts agricoles, puisque c'est surtout pendant la première période de la végétation que les insectes causent d'ordinaire des dégâts dans les vignobles.

Il n'en est pas de même de l'interdiction demandée par Riche et par le Conseil d'hygiène de la Seine au sujet de l'emploi des composés arsenicaux solubles. Pour en interdire efficacement l'emploi, il faudrait en interdire la vente, et ces composés sont nécessaires aux viticulteurs pour la préparation des bouillies.

Riche considère les produits solubles comme plus dangereux que les bouillies arsenicales au cuivre insolubles ou peu solubles et rapporte à l'appui de sa manière de voir que les accidents connus ont toujours été provoqués par des solutions arsenicales.

Il est incontestable que la solubilité même est un élément important de danger au point de vue des méprises; mais il faut remarquer que s'il s'est produit plus fréquemment des accidents par méprises avec les sels arsenicaux des solutions qu'avec ceux des bouillies, c'est bien moins en raison de la solubilité même des premiers, qu'en raison de la dénaturation qu'ont forcément subie les seconds par suite de leur transformation en bouillie. Avec la dénaturation obligatoire de tous les produits livrés aux agriculteurs, cette différence tendra à disparaître.

Au point de vue qui nous occupe plus particulièrement en ce moment, de l'introduction de l'arsenic dans le vin par le traitement des vignes, il ne semble pas que la manière de voir de Riche doive être admise. Les résultats de nos analyses ne la confirment point ; les vins des vignes traitées par des solutions sont, soit à peine plus riches, soit même plus pauvres en arsenic, que ceux des vignes traitées par des bouillies. De plus, les sels solubles sont, on le sait, rapidement transformés en sels insolubles par les poussières qu'ils imprègnent. Enfin, ils sont moins adhérents aux feuilles et aux grappes que les bouillies et doivent être plus facilement entraînés par les pluies. L'interdiction spéciale aux sels solubles, réclamée par le Conseil d'hygiène de la Seine, ne paraît donc pas pleinement justifiée.

VI. — Arsenic sur les feuilles et les herbes

Le danger pouvant résulter de la présence d'arsenic sur les feuilles des vignes traitées et sur les herbes qui poussent au pied de ces vignes, réside, pour les animaux, dans la consommation de certaines de ces herbes, pour l'homme dans la consommation de certaines de ces herbes ou d'animaux intoxiqués par elles.

On nourrit couramment dans nos régions les brebis et les vaches laitières avec des feuilles de vigne et des sarments hachés ; mais les troupeaux ne sont admis dans les vignes, les feuilles et les sarments ne sont ramassés qu'après la récolte, alors qu'il s'est forcément écoulé un temps assez long depuis le dernier traitement, et qu'une partie de l'arsenic a dû, par suite, être entraînée.

A ce propos, nous avons fait une expérience qui nous

permet de nous rendre compte de la persistance de l'arsenic sur les feuilles de vigne.

Le 24 avril 1907, nous avons fait prélever des feuilles dans une vigne du domaine de Fontcaude, obligeamment mis à notre disposition par M. J. Rouché. Cette vigne avait été traitée la veille à l'aide d'un lait de chaux additionné de 110 grammes d'arséniate de soude par hectolitre. 100 grammes de ces feuilles ont été soumises à l'analyse et ont fourni un anneau d'arsenic qui pesait 3 milligrammes 5. Au bout d'un mois, un nouveau prélèvement de feuilles a été effectué dans la même vigne. On a eu soin de ne ramasser que des feuilles assez anciennes pour être soumises au traitement ; 100 grammes de ces feuilles ont donné un anneau d'arsenic évalué à 0 milligr. 025 avec notre échelle de comparaison. Il avait plu à plusieurs reprises entre les deux prélèvements.

Le 10 juillet, nous avons prélevé nous-même des feuilles dans une vigne du même domaine, arséniatée la veille à l'aide d'un lait de chaux additionné de 130 grammes d'arséniate de soude par hectolitre, et nous avons marqué avec des brins de laine colorée un certain nombre de feuilles laissées sur les vignes à côté de celles prélevées. Les feuilles ainsi marquées ont été ramassées onze jours plus tard, le 21 juillet ; on était ainsi plus certain que dans la première expérience de faire porter le second prélèvement comme le premier sur des feuilles soumises au traitement. Il n'a pas plu dans l'intervalle des deux prélèvements. 100 grammes des premières feuilles ont donné un anneau d'arsenic qui a pesé 2 milligr. 2 ; l'anneau fourni par 100 grammes des secondes ne pesait plus que 1 milligramme. Il a donc suffi de onze jours pour faire disparaître sans l'intervention de la pluie plus de la moitié de l'arsenic répandu sur les feuilles.

Sans doute, on peut faire ici encore quelques critiques en se basant sur l'inégale répartition de l'arsenic sur les feuilles traitées, sur le développement des feuilles dans l'intervalle de deux prélèvements consécutifs. Il aurait été bon de procéder à un plus grand nombre d'expériences ; il aurait été bon de répéter les analyses comparatives en opérant non plus sur le même poids, mais sur le même nombre de feuilles aussi égales que possible. Des circonstances indépendantes de notre volonté nous ont empêché de compléter ainsi ces recherches. Mais les feuilles prélevées et les feuilles marquées le 10 juillet ayant été choisies au hasard parmi celles qui paraissaient avoir atteint leur complet développement, les causes d'erreur sont minimes, et les résultats obtenus sont, d'autre part, assez nets pour que l'on soit, pensons-nous, en droit de considérer d'ores et déjà comme établi l'entraînement assez rapide de l'arsenic en l'absence même de pluie.

La rapidité de cet entraînement doit naturellement varier dans une certaine mesure avec l'adhérence et par suite avec la nature du produit employé pour le traitement ; il y aurait intérêt, en complétant ces recherches, à étudier à ce point de vue les diverses préparations utilisées par les viticulteurs.

L'homme utilise également pour sa nourriture des herbes diverses qui peuvent pousser naturellement dans les vignes, mais ou ne les y ramasse guère à l'époque des traitements et on les soumet avant de les consommer à un lavage qui entraîne les sels toxiques.

Le danger que comportent ces diverses pratiques est certainement bien moindre que celui qui peut être la conséquence de l'utilisation pour nourrir des lapins d'herbes exposées depuis peu à des pulvérisations arsenicales, ou encore que celui sur lequel M. Balard a attiré l'attention du Conseil départemental d'hygiène de l'Hérault et qui peut résulter d'ingestion d'escargots ramassés dans des vignes récemment traitées ou dans leur voisinage plus ou moins immédiat.

Nous avons d'abord fait quelques expériences qui paraissent démontrer l'innocuité de la consommation habituelle de feuilles provenant de vignes traitées depuis une quinzaine de jours au moins. Deux cobayes pesant, l'un 398 grammes, l'autre 415 grammes, ont été nourris exclusivement pendant un mois avec des feuilles ramassées dans une vigne où l'on avait pulvérisé une quinzaine de jours avant le début de l'expérience une solution contenant 130 grammes d'arséniate de soude par hectolitre. Les feuilles ingérées par ces cobayes pendant les quinze premiers jours de l'expérience, n'avaient point subi l'action de la pluie ; leur analyse nous a montré qu'un mois après le traitement, elles renfermaient encore de l'arsenic, mais en quantité très minime (0 milligr. 001 dans 100 grammes). Les deux animaux n'ont présenté aucun symptôme d'intoxication arsenicale ; ils pesaient, lorsque nous avons cru pouvoir mettre fin à l'expérience, le premier 372 grammes, le second 410 grammes.

Un lot d'escargots a été nourri dans les mêmes conditions avec des feuilles de la même provenance. Nous nous étions assuré par l'analyse préalable de 27 escargots (124 grammes), pris au hasard dans ce lot, que ces animaux ne renfermaient pas d'arsenic en quantité appréciable. Quelques escargots sont morts pendant le cours de l'expérience ; leur analyse a montré qu'ils renfermaient des traces d'arsenic insuffisantes pour expliquer leur mort (moins de 0 milligr. 001 d'arsenic pour 74 grammes d'escargots). Vingt-six des escargots survivants (124 grammes), examinés après une vingtaine de jours du régime

indiqué ne nous ont pas donné d'anneau d'arsenic nettement perceptible. Il est vrai de dire que nos escargots
n'ont que très peu entamé les feuilles qui leur étaient offertes.

N'ayant pas eu à notre disposition de vigne où nous
pussions faire des expériences, et n'ayant pu entrepren-
dre nos recherches que lorsque les traitements arsenicaux
étaient partout terminés, il nous a été impossible d'étudier
le danger que peut présenter la consommation par les
animaux, de feuilles ou d'herbes ramassées dans des vignes récemment traitées. Pour combler en partie cette
lacune, nous avons nourri des animaux avec des feuilles
diverses traitées le jour même au laboratoire par une
solution contenant par hectolitre 100 grammes d'acide arsénieux à l'état d'arsénite de soude, c'est-à-dire exactement la même proportion d'arsénite que la bouillie préconisée par Roger Marès (1) pour la destruction des altises. Les feuilles étaient placées sur le
sol d'une terrasse très éloignée de la pièce où se faisaient
les analyses, et la solution était répandue à la surface des
feuilles à l'aide d'un pulvérisateur. Ces conditions sont
sans doute, un peu différentes de celles qui se trouvent
réalisées dans la nature ; elles ne nous en ont pas moins
permis de faire quelques constatations qui nous paraissent présenter de l'intérêt au point de vue qui nous occupe.

Un cobaye nourri exclusivement avec des feuilles
traitées, comme nous venons de l'indiquer, a rapidement
et notablement maigri (de 489 grammes, poids initial, à
350 grammes, poids final) et a succombé au bout de neuf

---

(1) *Revue de viticulture*, t. XXV, p. 428, avril-mai 1906.

jours ; il présentait à l'autopsie diverses lésions de l'intoxication arsenicale ; nous avons constaté, en particulier, des ulcérations de l'estomac et de l'intestin grêle, de la stéatose du foie et du rein, de nombreuses ecchymoses des poumons. L'analyse de ses viscères, foie, cœur et poumon d'une part, appareil génito-urinaire de l'autre, a décelé la présence d'une quantié d'arsenic largement suffisante pour entraîner la mort.

Un second cobaye a été nourri avec un mélange par parties sensiblement égales de feuilles arseniquées comme nous l'avons indiqué, et de feuilles n'ayant subi aucun traitement. Ceci revenait à lui laisser le choix de sa nourriture et à diminuer en tout cas, suivant toute probabilité, la dose d'arsenic ingérée. Ce cobaye est mort au bout de vingt-cinq jours, après avoir perdu 105 grammes de son poids initial (485 grammes) et avoir présenté divers symptômes de l'intoxication arsenicale (tremblements, paralysie du train postérieur, etc.) ; à l'autopsie, nous avons constaté les mêmes lésions que pour le précédent ; ces lésions étaient seulement moins étendues. L'analyse des viscères a montré que la mort devait bien être attribuée à l'arsenic.

Nous avons de même donné à divers lots d'escargots reconnus exempts d'arsenic, des feuilles diverses sur lesquelles nous avions pulvérisé notre solution d'arsénite de soude. Nous avons constaté qu'un certain nombre d'escargots mouraient assez rapidement après ces repas toxiques, et qu'ils renfermaient à l'analyse une quantité d'arsenic assez notable (1 mg 9 d'arsenic dans 31 escargots pesant ensemble, une fois dépouillés de leurs coquilles,124 grammes) (1) ; mais nous avons constaté également que

---

(1) Cette quantité est pourtant inférieure à celle que nous avons trouvée parfois chez des escargots vivants.

les escargots pouvaient survivre à ces repas et conserver pendant un temps assez long de l'arsenic en quantité suffisante pour pouvoir provoquer quelques accidents chez ceux qui les ingéreraient à leur tour.

Voici à ce sujet la relation d'une expérience assez nette. Sur 200 escargots réunis dans une même caisse, on en a prélevé 40 et on s'est assuré par une analyse qu'ils étaient exempts d'arsenic. On a donné, pendant sept jours, aux 160 escargots restants les feuilles diverses arseniquées comme nous l'avons indiqué ci-dessus. Au bout de ce temps, les escargots ont été soigneusement lavés et enfermés dans une nouvelle caisse n'ayant pas renfermé d'arsenic; ils n'ont plus reçu, dès lors, aucune nourriture. 25 escargots, analysés dès le premier jour et pesant 150 gr. une fois dépouillés de leur coquille, ont donné un anneau d'arsenic de 2 mg. Après 7 jours de jeûne, il était mort 25 escargots ; 25 des survivants pesaient ensemble (toujours sans leur coquille), 173 grammes et ont donné un anneau d'arsenic de 0 mg 4. Sept jours après, c'est-à-dire au bout de quatorze jours de jeûne, il était mort 6 nouveaux escargots ; 25 des survivants, pesant 170 grammes, ont donné un anneau d'arsenic de 1 mg 4. Un seul escargot est mort dans les sept jours qui ont suivi ; une nouvelle analyse sur 26 des survivants pesant ensemble 180 grammes et ayant jeûné durant trois semaines, nous a fourni un anneau d'arsenic évalué à 0 mg 25. Enfin, quatorze jours plus tard, au bout de cinq semaines, après avoir perdu 2 nouveaux escargots, nous avons analysé les 22 survivants pesant ensemble 130 grammes ; l'anneau d'arsenic obtenu pesait 1 mg 6.

Dans une expérience analogue, 17 escargots analysés immédiatement après les repas toxiques ont donné un anneau de 2 mg 4 d'arsenic, et 13 escargots analysés au bout de trois mois et demi de jeûne ne renfermaient plus que 0 mg. 01.

Toutes ces analyses comme les précédentes ont été effectuées par la méthode de Bertrand. Les acides employés ont été reconnus exempts d'arsenic. Les escargots étaient dépouillés de leurs coquilles et soigneusement lavés avant d'être traités par le mélange d'acide sulfurique et nitrique en vue de la destruction de la matière organique.

L'irrégularité avec laquelle varie dans notre première expérience la teneur en arsenic des divers lots d'escargots sucessivement analysés à une époque de plus en plus éloignée du moment de l'ingestion s'explique par le hasard de la composition des lots, tous les escargots n'ayant pas pris la même quantité de nourriture, certains pouvant même ne pas avoir touché aux feuilles qui leur étaient offertes.

La diminution de l'arsenic avec le temps, que nous avons plus ou moins nettement observée dans la plupart de nos expériences, peut être la conséquence de l'élimination graduelle de l'arsenic par les escargots ou de la mort des escargots les plus intoxiqués, mort qui a eu pour conséquence d'influer sur la composition des lots analysés, de telle sorte que ces lots contenaient une plus faible proportion d'escargots riches en arsenic à mesure qu'ils avaient été constitués à une époque plus éloignée du début de l'expérience. En réalité ces deux causes doivent intervenir ; la seconde en effet : mort des escargots les plus intoxiqués, ne saurait être mise en doute d'après les faits mêmes que nous avons rapportés ; quant à la première : élimination de l'arsenic par les escargots, elle est naturelle, et il nous a même été donné d'en vérifier l'exactitude. Nous avons pu en effet analyser 40 grammes d'excréments rendus par des escargots après un repas toxique : nous avons obtenu un anneau de 0 mg 002 à 0 mg 003 d'arsenic. Il semble seulement que cette élimination soit très lente. Elle peut du reste sans doute se faire plus ou moins lentement suivant les conditions dans lesquelles sont placés les escargots, suivant qu'ils sont ou non soumis au jeûne par exemple.

Quoi qu'il en soit, il n'en reste pas moins établi par ce qui précède que des escargots intoxiqués par l'arsenic et soumis au jeûne pendant un temps assez long, cinq semaines au moins, bien plus peut-être, peuvent renfermer des quantités d'arsenic suffisantes pour pouvoir provoquer des accidents plus ou moins graves chez ceux qui les ingèrent. Une cinquantaine d'escargots peuvent en effet, d'après notre première expérience, contenir, même après cinq semaines de jeûne, la même quantité d'acide arsénieux que 10 gouttes de liqueur de Fowler ; immédiatement après des repas toxiques, cinquante escargots peuvent, d'après la seconde expérience, renfermer autant d'arsenic que 20 gouttes de cette liqueur. Rien ne prouve que ce soit là le maximum qu'ils puissent atteindre, et une même personne peut, en un seul repas, ingérer plus de cinquante escargots. Ces faits nous paraissent d'une grande importance au point de vue qui nous occupe.

Sans doute les conditions favorables que nous avons expérimentalement réalisées, en mettant à plusieurs reprises nos escargots en présence de feuilles récemment arseniquées, se trouveront rarement réunies dans la nature ; un lot d'escargots consommé par un même individu sera rarement constitué par des escargots provenant tous de vignes récemment traitées ; les accidents seront certainement exceptionnels ; ils n'en seront pas moins possibles, et la façon dont les escargots tolèrent des doses relativement élevées d'arsenic mérite en tout cas de retenir l'attention.

On sait depuis longtemps que les escargots, à la suite d'absorption de toxiques divers, déterminent parfois des intoxications chez l'homme (1) ; il est bien possible, d'après ce qui précède, que l'arsenic doive être ici, dans quelques cas, incriminé ; mais nous ne connaissons aucun accident provoqué par l'ingestion d'escargots pour lequel le rôle de l'arsenic ait pu encore être nettement établi. En revanche, on nous a signalé, à l'appui du danger pouvant résulter de la présence d'arsenic sur les feuilles et les herbes, que des lapins auraient été mortellement intoxiqués par des herbes ramassés dans une vigne récemment traitée.

On ne saurait sans doute, si l'on tolère l'emploi de l'arsenic en agriculture, supprimer d'une façon à peu près complète, par une réglementation applicable, le danger qui nous occupe. Mais l'on pourrait pourtant le restreindre dans une certaine mesure en obligeant d'abord les propriétaires à placer dans les vignes traitées des écriteaux portant en caractères apparents : « Vignes traitées par un poison », et en prévenant ensuite chaque année par voie d'affiche, les populations des pays viticoles, des dangers que peuvent faire courir aux animaux l'ingestion d'herbes ou de feuilles ramassées dans ces vignes peu après le traitement ; aux hommes, la consommation d'animaux ainsi nourris, et en particulier d'escargots provenant de ces vignes ou de leur voisinage plus ou moins immédiat. Il faudrait les inviter à ne point consommer d'escargots pendant la période des traitements et à n'en manger aux autres époques de l'année qu'après leur avoir fait subir un jeûne prolongé.

---

(1) Gaspard et Reusse. *Montpellier médical*, juin 1873.

CONCLUSIONS

Il résulte de ce qui précède que la plupart du moins des multiples dangers que paraît comporter l'utilisation agricole de l'arsenic sont incontestables. Le moyen radical de les faire disparaître consisterait, sans doute, à revenir à l'application rigoureuse de l'ordonnance de 1846 : interdiction de la vente et de l'emploi des composés arsénicaux pour la destruction des insectes.

Mais, d'autre part, les traitements arsenicaux constituent le seul moyen qui permette actuellement de combattre, d'une façon à la fois pratique et efficace, les invasions des insectes ; ils sont entrés dans la pratique, et, comme le faisait remarquer Roux, au Conseil d'Hygiène de la Seine (1), on ne peut, en présence des avantages qu'en retire l'agriculture, songer à les prohiber. Cette prohibition ne réaliserait point les deux conditions si justement requises par Duclaux (2), pour l'application des mesures d'hygiène sociale, d'être à la fois sûres et économiques ; elle remplirait, sans doute, la première, mais ne satisferait nullement à la seconde.

De plus, une expérience déjà longue, bon nombre de

---

(1) Séance du 9 novembre 1906
(2) Hygiène sociale. Paris 1902.

faits que nous avons rapportés, les résultats de diverses recherches que nous avons entreprises, montrent que les dangers de l'utilisation agricole des sels arsenicaux, ne sont pas, en général, aussi grands qu'on pourrait le supposer. Avec notre maître, M. le professeur Bertin-Sans, il nous semble qu'il soit possible, sinon de les supprimer complètement, du moins de les atténuer dans une large mesure, par une réglementation bien comprise. Cette réglementation s'impose.

BIBLIOGRAPHIE

BROUARDEL, CHANTEMESSE et MOSNY. — Traité d'Hygiène.

BROUARDEL (G.). — Thèse sur l'arsenicisme (Paris).

BERTRAND (G.). — *Annales de Chimie et de Physique*, 1903. T. XXIX, p. 242.

BERTIN-SANS (H.) et ROS (V.). — Emploi de l'arsenic en agriculture. — Nécessité d'une règlementation pour éviter des méprises. — Hygiène générale et appliquée. — Janvier 1907.

BERTIN-SANS (H.) et ROS (V.). — L'emploi de l'arsenic en agriculture, ses dangers. — *Revue d'Hygiène et de Police Sanitaire*. — T. XXIX (n° 3), mars 1907.

BERTIN-SANS (H.) et ROS (V.). — L'emploi de l'arsenic en agriculture. — La question de la persistance de l'arsenic sur les vignes, et de son passage dans le vin. — *Revue d'Hygiène et de Police Sanitaire*. — T. XXX (n° 4), avril 1908.

CAZENEUVE (P.). — Sur les dangers de l'emploi des insecticides à base arsenicale, en agriculture, au point de vue de l'hygiène publique. — *Bulletin de l'Académie de Médecine* (n° 5), séance du 4 février 1908.

CAZENEUVE (P.). — Les insecticides à base d'arsenic. — *Progrès Agricole et Viticole*, 16 février 1908.

CAZENEUVE (P.). — Sur les traitements arsenicaux. — *Progrès Agricole et Viticole*. — 15 mars 1908.

DEGRULLY (L.). — Les Insecticides à base d'arsenic. — *Progrès Agricole et Viticole.* — 26 janvier 1908.

DEGRULLY (L.). — Les traitements arsenicaux à l'Académie de Médecine. — *Progrès Agricole et Viticole.* — 8 mars 1908.

FONZES-DIACON (D.). —La fraude des sels arsenicaux. — *Progrès Agricole et Viticole.* — 10 mai 1908.

GAUTIER (A.). — Sur l'emploi des arsenicaux en agriculture. — *Bulletin de l'Académie de Médecine,* n° 7, séance du 18 février 1908.

IMBERT et GELY. — Recherche de l'arsenic dans les vins. *Revue internationale des falsifications.* — Mai-Juin 1906.

MARÈS (R.). — Les bouillies arsenicales et la lutte contre les altises. — *Revue de Viticulture,* Paris, 19-26 avril. — 3 mai 1906.

MARÈS (R.). — La pratique des bouillies arsenicales. — *Revue de Viticulture,* n°s 707, 708, 709, 710. — Juillet 1907.

RICHE (A.). — Au sujet de l'emploi de l'arsenic pour la destruction des insectes nuisibles à l'agriculture. — *Comptes-rendus des séances du Conseil d'Hygiène publique et de Salubrité de la Seine.* — Séance du 9 novembre 1906.

RICHE (A.). — Sur les dangers de l'emploi des insecticides à base arsenicale en agriculture. — *Bulletin de l'Académie de Médecine,* n° 6. — Séance du 11 février 1908.

SABATIER (E.). — Sur les traitements arsenicaux. — *Progrès Agricole et Viticole.* — 2 Février 1908.

SABATIER (E.). — Sur les traitements arsenicaux. — *Progrès Agricole et Viticole.* — 15 mars 1908.

SERMENT

En présence des Maîtres de cette Ecole, de mes chers con-
disciples, et devant l'effigie d'Hippocrate, je promets et je jure,
au nom de l'Être suprême, d'être fidèle aux lois de l'honneur
et de la probité dans l'exercice de la Médecine. Je donnerai
mes soins gratuits à l'indigent, et n'exigerai jamais un salaire
au-dessus de mon travail. Admis dans l'intérieur des maisons,
mes yeux ne verront pas ce qui s'y passe ; ma langue taira les
secrets qui me seront confiés, et mon état ne servira pas à
corrompre les mœurs ni à favoriser le crime. Respectueux et
reconnaissant envers mes Maîtres, je rendrai à leurs enfants
l'instruction que j'ai reçue de leurs pères.

Que les hommes m'accordent leur estime si je suis fidèle
à mes promesses! Que je sois couvert d'opprobre et méprisé
de mes confrères si j'y manque !